人体健康与免疫科普丛书——常见问题篇

主　编　曹雪涛

副主编　于益芝

编　委（按姓氏笔画排序）：

于益芝　王　辉　王月丹　王迎伟　石艳春　冯健男

任　欢　李　可　何　睿　张　冉　张　毅　张利宁

陈丽华　陈玮琳　陈雪玲　郑　健　柳忠辉　秦志海

秦晓峰　姬新颖　黄　波　曹雪涛　富　宁　路丽明

魏海明

人民卫生出版社

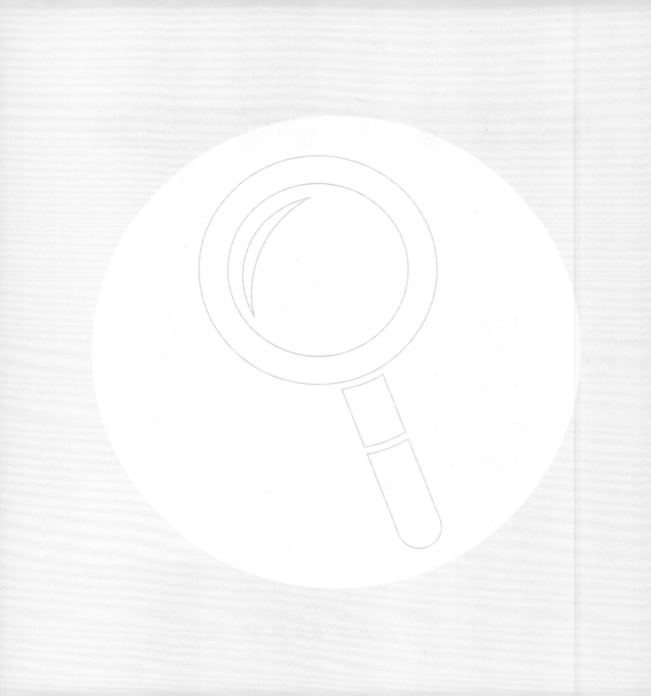

《人体健康与免疫科普丛书》编写委员会

总 主 编　曹雪涛

副总主编　田志刚　于益芝

编　　　委（按姓氏笔画排序）：

于益芝	马大龙	王　辉	王小宁	王月丹	王全兴
王迎伟	王笑梅	王福生	石桂秀	田志刚	仲人前
孙　兵	杜　英	李　可	李柏青	杨安钢	吴长有
吴玉章	何　维	何　睿	沈关心	沈倍奋	张　毓
张立煌	张学光	陈丽华	郑永唐	单保恩	赵永祥
姜国胜	姚　智	栗占国	徐安龙	高　扬	高　福
唐　宏	黄　波	曹雪涛	储以微	富　宁	路丽明
熊思东	魏海明				

序

科技创新是民族进步的灵魂，是国家兴旺发达的不竭动力。创新驱动发展战略，需要全社会的积极参与，这就意味着要以全球视野、新时代特征、科学精神去激发全民参与创新发展宏伟计划，唯有全民化的科普工作，才能烘托起创新氛围，助力高素质创新队伍建设，加快中国成为世界科技强国的步伐。

免疫学是生物医学领域的前沿学科，其与影响人类生命健康的重大疾病如肿瘤、传染病、自身免疫性疾病乃至器官移植等的发生发展和防治具有密切关系，并在生物医药产业发展中具有带动性和支柱性。免疫学所取得的创新性研究成果在人类健康史上发挥了举足轻重的作用，比如被誉为人类保护神的疫苗的研制和应用挽救了亿万人的生命，天花的消灭就是免疫学成果最好的应用。近年来癌症与炎症性自身免疫疾病的抗体疗法取得了重大突破，受到了医学界与生物产业界的极大关注。

中国免疫学工作者通过近二十年来的不断努力与探索，在免疫学领域取得了一系列创新性研究成果，在国际学术杂志发表的免疫学论文数量居世界第二位，由此将中国免疫学的地位推升到世界前列，中国免疫学会也成为会员人数达全世界最大的免疫学会。由于中国免疫学的国际影响力，国际免疫学会联盟决定 2019 年将在北京召开每三年一次的国际免疫学大会。可以说中国免疫学工作者的创新性研究和工作为中国医学事业的发展作出了突出贡献。虽然免疫学与各种疾病以及人类生活息息相关，但社会大众对于免疫学这一专业科学领域中的问题还存在诸多困惑，事关免疫学的社会问题也时有发生，比如"疫苗问题""魏则西事件"等。究其原因有多种，其中之一在于免疫学知识在大众中普及的程度不够。对大众就免疫学问题答疑解惑成为我国免疫学工作者义不容辞的责任和义务。

习近平总书记在 2016 年的"科技三会"上指出，"科技创新、科学普及是实现创新发展的两翼，要把科学普及放在与科技创新同等重要的位置。没有全民科学素质普遍提高，就难以建立起宏大的高素质创新大军，难以实现科技成果快速转化。"这一重要讲话，对于在新的历史起点上推动我国科学普及事业的发展，意义十分重大。中国免疫学会在秘书长曹雪涛院士、科普专业委员会主任委员于益芝教授的带领下，积极参与免疫学科普活动，体现了他们的社会责任心和担当。他们组织了以中国免疫学会科普专业委员会为班底的专家，历经多次讨论和思考，凝练出 300 个左右大众非常关心的有关免疫学的问题，用漫画辅以专家解读的形式给予答疑解惑，同时配以"健康小贴士"的方式从免疫学专家的角度给予大众的健康生活以科学的建议。编委会将从疾病的诊断、预防、治疗以及免疫学成果等多个方面编写出系列免疫学科普丛书（共 10 本）为大众普及免疫学知识。

感谢中国免疫学工作者的辛勤劳动！希望这一套科普丛书能够为中国人民的健康事业的发展做出应有的贡献。是为序。

十一届全国人大常委会副委员长

中国药学会名誉理事长

中国工程院院士

桑国卫

2017 年 10 月 22 日

目 录

人体的免疫系统有哪些成员

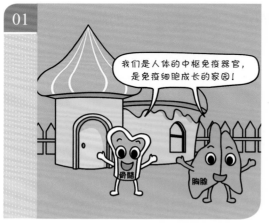

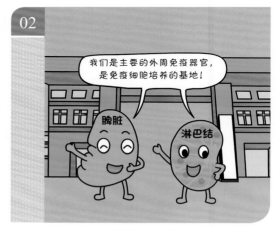

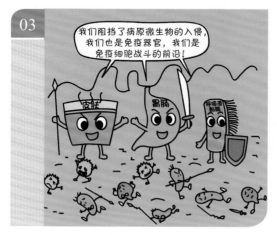

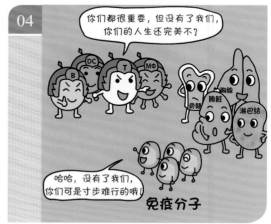

专家解读 🔍 ••

机体的免疫系统同呼吸系统、消化系统等一样重要，是捍卫我们身体健康的部队，包含了免疫器官、免疫组织、免疫细胞和免疫分子。免疫器官可分为中枢免疫器官（胸腺和骨髓）和外周免疫器官（淋巴结、脾脏、扁桃体等）；免疫组织除了存在于包膜化的免疫器官外，在肠道、呼吸道和泌尿生殖道等黏膜下含有大量非包膜化的弥散性淋巴组织，为免疫细胞提供了定居和发挥作用的场所；存在于免疫器官和免疫组织中的免疫细胞和免疫分子，则是这支部队里的官兵。

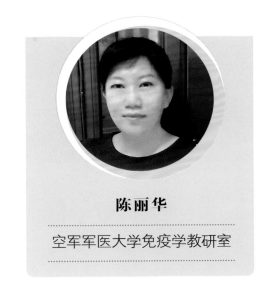

陈丽华

空军军医大学免疫学教研室

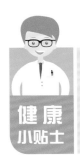

身体中免疫细胞和免疫分子正常有序地工作是保持我们身体健康的前提。有条件的情况下可以每隔一段时间检查一下自己体内免疫细胞和免疫分子的种类、数量和功能，了解自身的免疫状态。

人体的免疫系统有哪些主要功能

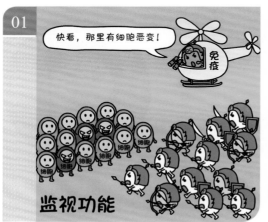

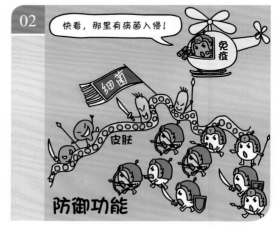

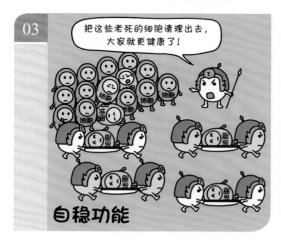

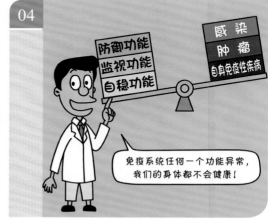

专家解读 🔍 ....

免疫系统是人体的卫兵，当体内有细胞恶变时，免疫系统的监视功能就能发挥作用，找到并清除这些恶变细胞而使人不至于生肿瘤；当人体受到病菌、病毒等病原微生物侵犯时，免疫系统就能通过防御功能有效识别并消灭或清除这些致病微生物而使人不至于得感染性疾病比如乙肝、结核等；人体内衰老坏死的细胞也需要通过免疫系统的自稳功能给予清理出去从而保持人体内环境的稳定和正常。

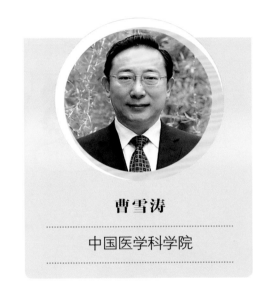

曹雪涛

中国医学科学院

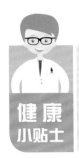

人体免疫系统的三大功能对人体健康非常重要，任一功能异常都会导致疾病的发生，自己的免疫系统是最好的保健医生，所以要重视和保护好！

3 免疫系统是如何工作的

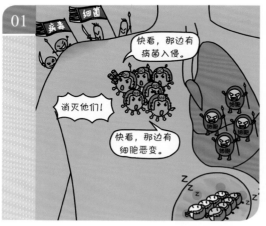

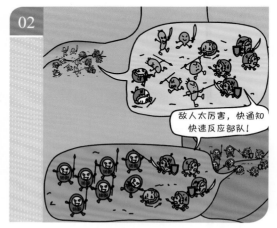

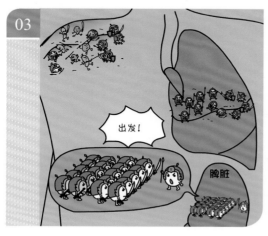

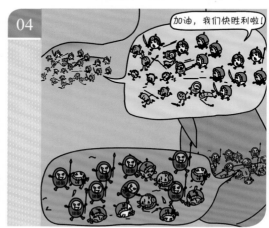

专家解读

当人体受到病菌、病毒等病原体的侵犯或有细胞恶变时，人体内免疫系统中的白细胞快速反应部队就能够有效识别并消灭这些致病微生物或恶变的细胞，同时将异常信息带到淋巴器官，激活并扩增 T 淋巴细胞和 B 淋巴细胞。活化的淋巴细胞随后进入受感染或有细胞恶变的区域，进一步消灭和清除致病微生物或恶变细胞，使人体恢复和保持健康。如果人体免疫系统的这一工作机制发生紊乱，人体就容易被致病微生物感染或罹患肿瘤。

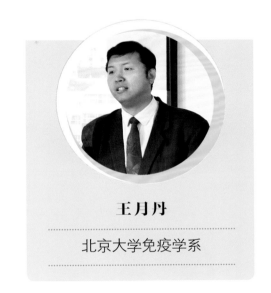

王月丹

北京大学免疫学系

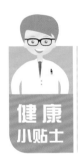

健康小贴士

平时注意卫生和营养均衡，保持健康的生活方式，就能让免疫系统保持良好的工作状态而为我们的健康保驾护航。及时就医，通过正确的治疗辅助免疫系统清除体内的病原体和恶变细胞也是恢复健康的关键。

人体免疫力越强越好吗

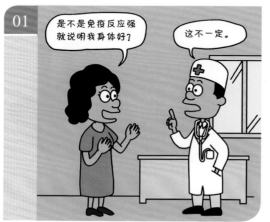

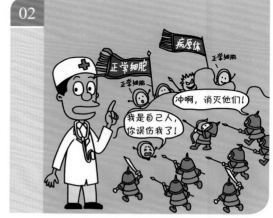

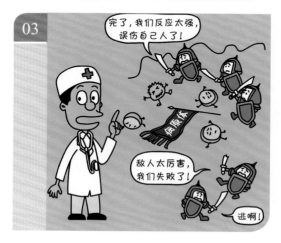

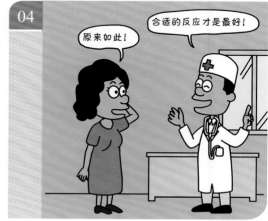

专家解读 🔍 ···

免疫力是人体识别和清除"异己"的能力，是人体自身的防御机制，负责执行这一功能的就是我们人体免疫系统。免疫力过低不能很好地感知病原微生物入侵和体内细胞衰老突变的信息，易于被细菌、病毒感染或罹患癌症；免疫力过高则会对自身组织发生免疫攻击，引起过敏反应、自身免疫性疾病等。因此，免疫系统针对侵犯人体的病原微生物和恶变或衰老坏死细胞发生的免疫反应必需在合适的范围内，反应过强或过弱都会引起免疫性疾病的发生。

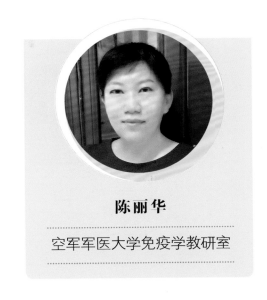

陈丽华

空军军医大学免疫学教研室

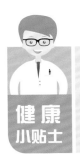

健康
小贴士

免疫力过高过低对身体都不好。合理膳食、适量运动、戒烟限酒和心理平衡有助于保持身体免疫系统正常工作，产生有效而不伤害自身正常组织的免疫力。

偶尔感冒是否说明我的免疫力差

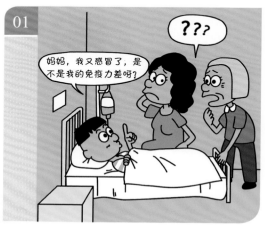

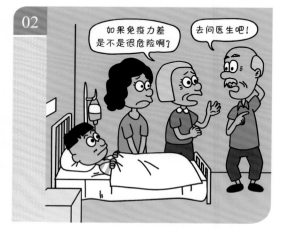

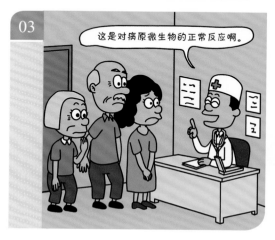

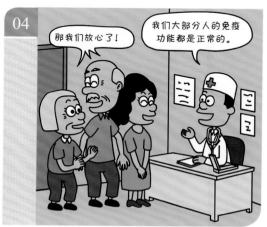

专家解读 🔍 ···

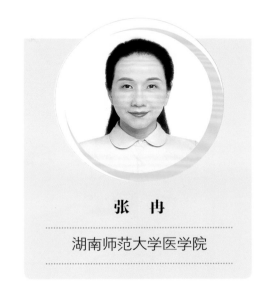

许多人判断某人"免疫力"是否强，主要就是根据此人是否经常感冒来作出判断，这样的判断过于主观，不科学。其实，大部分人的免疫功能都是正常的，感冒的症状是人体免疫系统对病毒的正常反应，偶尔感冒不能说明任何问题，即使有时频繁到一两个月感冒一次也不能认为自己免疫力异常。免疫功能是否正常，必须通过一系列科学的实验室检测，结合临床症状综合分析方可作出正确诊断。

张 冉

湖南师范大学医学院

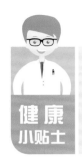

不要轻易怀疑自己免疫力差，更不要听信非专业人士的传言，随意服用所谓能提升免疫力的补品或药物（这些药物很可能造成免疫功能紊乱）。

6 哪些情况下需要增强免疫力

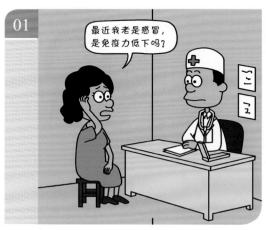

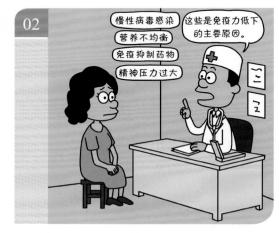

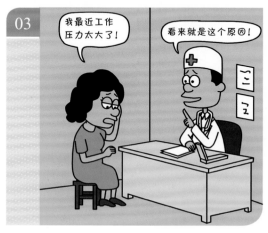

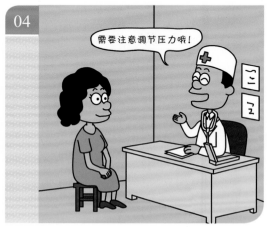

专家解读 🔍 ···

增强免疫力对健康的重要性已广为人知，究竟何种情况下需要增强免疫力？答案是只需在免疫力低下时予以纠正或增强。免疫力低下可表现为易于感染，自我稳定机制失调，并在一定的条件下可促进肿瘤的发生与发展；严重的免疫力低下被称之为免疫缺陷或免疫抑制。通常人们所说的免疫力低下则主要指抵抗力减弱的亚健康状态或亚临床表现，主要表现是易于感染。先天原因即遗传缺陷和由后天原因均可导致不同程度的免疫力低下，以后者为常见。

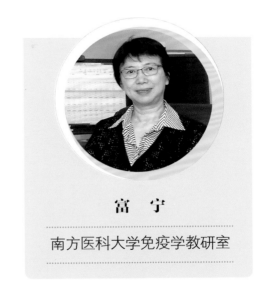

富 宁

南方医科大学免疫学教研室

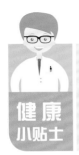

健康小贴士

要明确免疫力低下的原因，才能有针对性地采取措施，包括用药或建立良好的生活习惯。除一些免疫缺陷疾病或长期应用免疫抑制药物治疗的患者外，普通人群中常见原因还包括：婴幼儿与老年人的免疫反应低于年轻人；营养不均衡、肠道菌群失调、不良情绪及应激状态等、长期精神压力过大等因素。

7 哪些不良习惯会影响您的免疫力

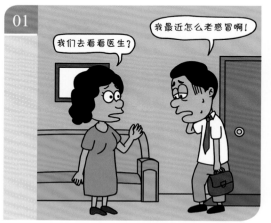

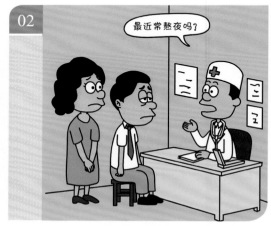

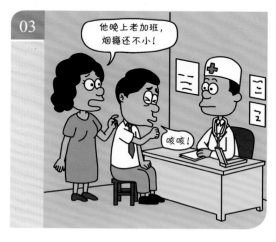

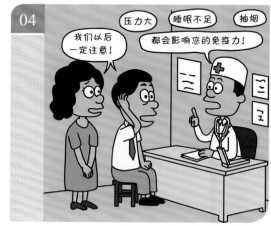

专家解读

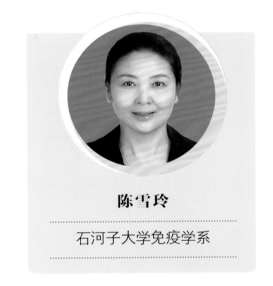

睡眠不足、承受压力过大、过度疲劳都会影响免疫力。经常熬夜，会使人体中枢神经系统失调，导致内分泌系统与免疫系统出现紊乱，容易在身体中累积乳酸物质。这种乳酸物质会不断在体内产生自由基，促使身体发生氧化作用而逐渐老化，同时也会造成免疫力下降。另外，充分的证据显示吸烟可造成 40 种致命疾病，其中对免疫功能的负面影响最大。

陈雪玲

石河子大学免疫学系

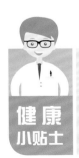

健康小贴士

加强营养，尤其是高质量蛋白质和维生素 B 族食物；锻炼身体，感到精力不足时应休息一会儿或到户外活动一下；消除思想负担，保持愉悦心情。睡眠最佳时间是晚上 10 时到凌晨 6 时。

8 环境中的不良因素会影响我们的免疫力吗

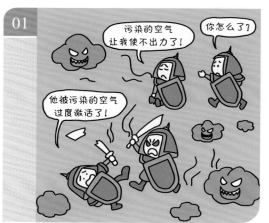

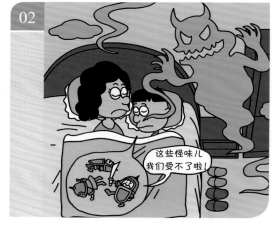

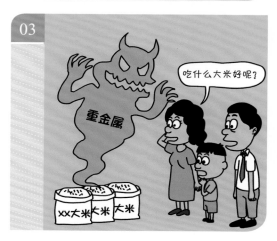

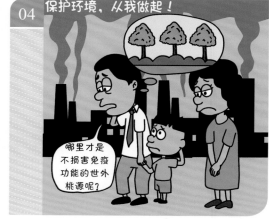

专家解读

在我们的生活环境中，有很多影响免疫功能的不良因素：如核污染、放射线暴露等物理因素能彻底破坏免疫功能；装修房屋、家具等使用的高浓度甲醛和苯类化学污染物会损伤免疫细胞，使它们无法正常工作。近年来北方地区的雾霾，则会过度激活免疫系统，使肺部出现炎症，促进肺纤维化的发生。

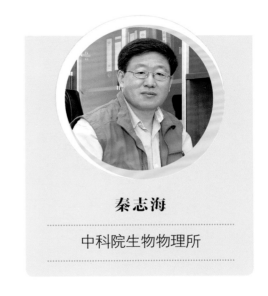

秦志海

中科院生物物理所

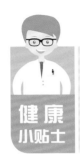

健康小贴士

环境对免疫系统的损害往往随有害物质在体内的积聚慢慢表现出来，当临床表现明显时为时已晚。因此，保护环境功在当代，利在千秋。

不良情绪会影响人体免疫力吗

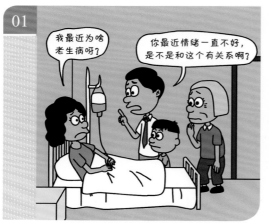

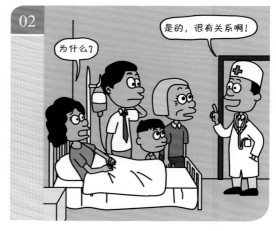

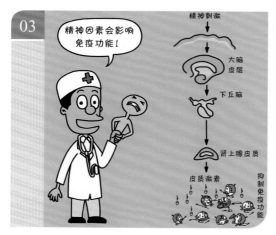

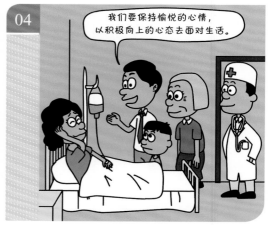

专家解读

由于机体神经、内分泌系统与免疫系统间存在复杂而精细的调节，精神心理等因素均可以导致神经内分泌系统释放大量生物活性介质，如肾上腺糖皮质激素等，虽然可以增强机体耐受有害因素刺激的能力，还可以反馈性刺激中枢神经兴奋性，但却具有免疫抑制作用。因此，长时间精神心理因素诱发的高水平肾上腺糖皮质激素可以抑制免疫系统功能，导致机体防御力下降，为疾病的发生创造了条件。

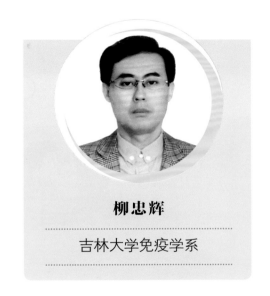

柳忠辉

吉林大学免疫学系

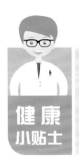

健康小贴士

俗话说"笑一笑百病消"，可见情绪对健康的影响极大。如果出现不良情绪，家人或者朋友要积极关心疏导，在工作中也要注意避免精神过度紧张。保持乐观、积极向上的精神，不仅是面对生活的态度，也有益于身心健康。

10 为什么说几乎所有的疾病都和免疫有关

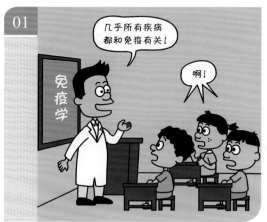

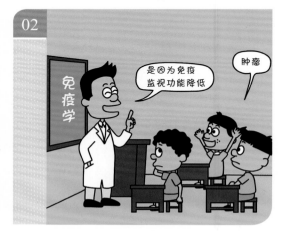

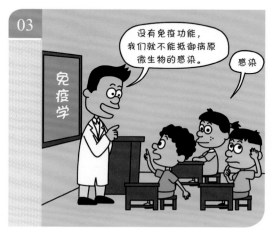

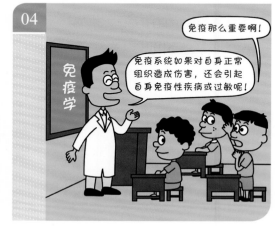

专家解读 🔍 ··

免疫系统几乎与所有的疾病有直接或间接的关系，感染、肿瘤、过敏、自身免疫病、移植器官后的排斥反应就是直接通过免疫反应的机制发生的。免疫功能低下时，容易出现感染性疾病、肿瘤和免疫缺陷病等。免疫功能在抵御各种疾病或清除外来"异物"时超过正常水平或功能紊乱，就可能对人体造成病理性损伤，常见的疾病是严重过敏性疾病、自身免疫性疾病等。其他疾病即使其发生不与免疫直接相关，比如骨折等，在患者的康复和治疗过程中也或多或少与免疫功能有关。

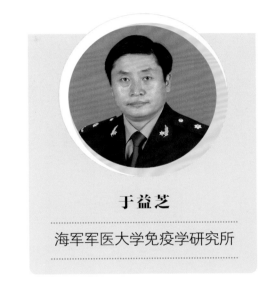

于益芝

海军军医大学免疫学研究所

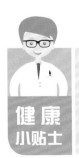

健康
小贴士

由于免疫系统在人类疾病发生发展和治疗中起关键作用，所以我们要多关注免疫功能，通过健康的生活方式增强自身的免疫功能，减少免疫相关疾病的发生。对疾病的诊治也需多关注免疫因素，有些疾病可以考虑免疫疗法。

11 ⋯ 为什么说免疫失衡是百病之源

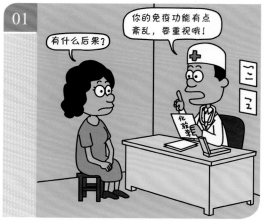

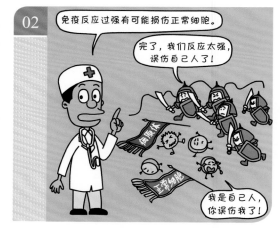

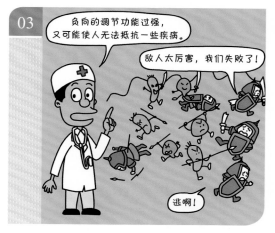

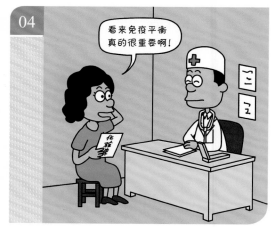

专家解读 🔍

正常人体内的免疫系统有很强的自我调节机制，从而使免疫功能处在平衡状态。正向调节功能过强，会导致过强的免疫反应损伤自身组织，从而引起免疫损伤，比如发生自身免疫病；负向的调节功能过强，则使免疫系统不能有效抵御病原微生物入侵或者不能清除肿瘤细胞。免疫功能是否好，取决于体内正负向免疫调节机制是否处于良好的平衡状态。免疫功能的平衡对人体健康是非常重要的。

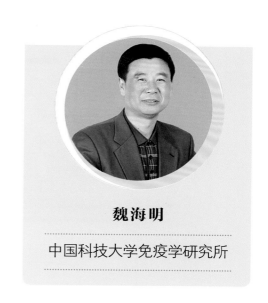

魏海明

中国科技大学免疫学研究所

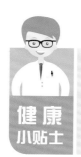

健康
小贴士

保持机体内正向和负向免疫调节机制平衡的最好方法是饮食多样化及健康的生活方式。相关免疫性疾病发生时纠正这种平衡是治疗的最佳思路之一。

12 吃保健品能提高人体免疫力吗

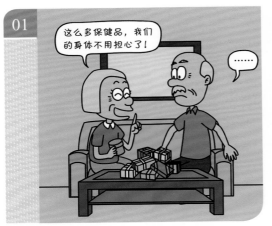

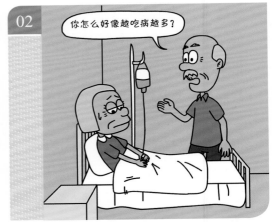

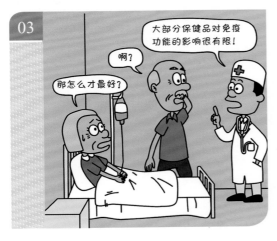

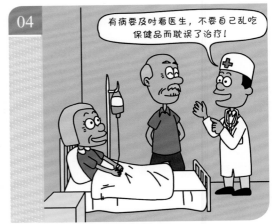

专家解读 🔍 ....

保健品是指能调节人体功能并具有特定保健功能的食品，适用于特定人群食用。在医生的建议和指导下服用保健品，能够发挥一定的免疫调节作用。不适当地服用可能对健康带来负面的影响，甚至引发疾病，因此不可盲目相信和随意滥用保健品。保持健康的生活方式对维持免疫力很重要，有病了就应该接受正规治疗，如果希冀以保健品替代药物，有可能出现适得其反的结果。

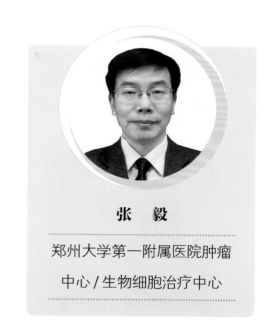

张 毅

郑州大学第一附属医院肿瘤中心 / 生物细胞治疗中心

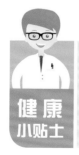

健康小贴士

在调节人体免疫力方面，保健品所起到的作用还是有限的，均衡饮食、适当运动、充足睡眠及平和心态是维持人体免疫力的关键。

13 细菌是人类的朋友还是敌人

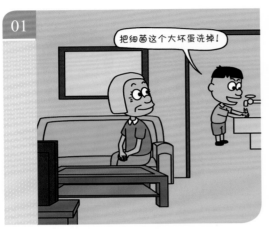

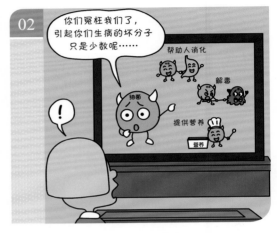

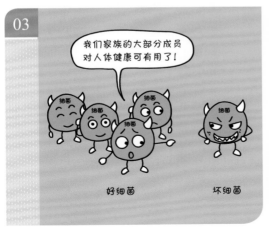

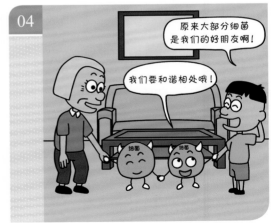

专家解读

在人体肠道内生活着一群与机体互利共生的正常菌群，称之为肠道菌群。肠道菌群种类繁多，在我们出生时进入体内，随我们成长而逐渐发展壮大，在助消化、解毒、抵御病原、提供营养等多方面扮演重要角色。人类生活在复杂的环境中，当有致病菌侵入机体时，"边防军"免疫系统会与肠道菌群协同抵御病原菌的攻击。所以肠道细菌是人类看不见的朋友！

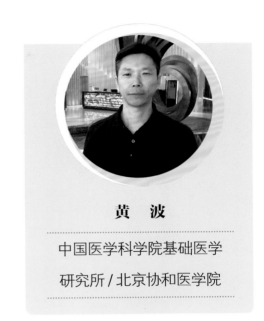

黄 波

中国医学科学院基础医学

研究所 / 北京协和医学院

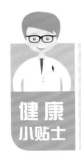

健康小贴士

抗生素的滥用不仅会引起细菌耐药，更重要的是会改变肠道菌群稳态。减少抗生素的使用，保持合理的饮食习惯有助于我们抵抗外来病原体，乐享健康生活！

是不是发热就需要使用抗生素

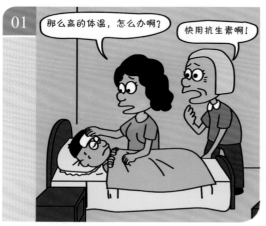

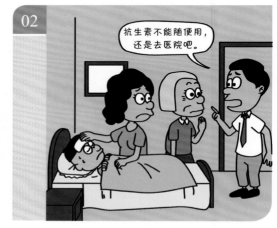

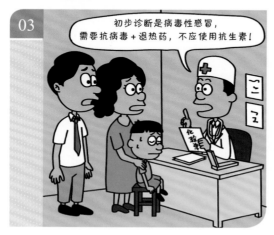

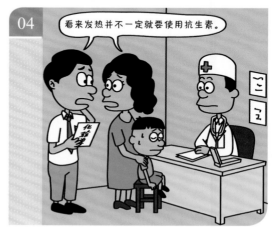

专家解读 🔍

发热是很多疾病常见的一种临床症状。引起发热的原因很多，包括细菌、病毒性感冒等。抗生素治疗通常用于敏感菌感染所引发的发热。而病毒性感冒的治疗则以抗病毒和支持治疗为主，发热超过 38.5℃才予以退热治疗，病程一般需要 1 周左右。滥用抗生素不但会引起耐药性的出现，有时还会严重耽误病情。

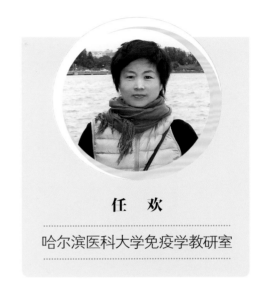

任 欢

哈尔滨医科大学免疫学教研室

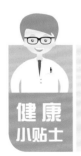

健康小贴士

使用抗生素一定要慎重，要在医生的指导下使用抗生素。即使使用抗生素治疗也应该规范使用。

15 为什么打青霉素之前要做皮试

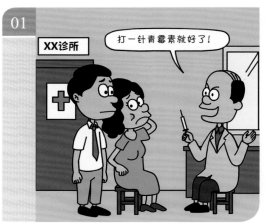

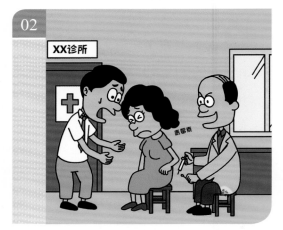

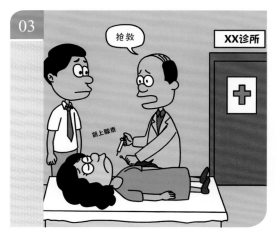

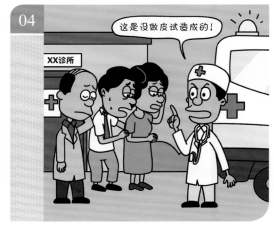

专家解读

青霉素多由青霉菌产生，如果人体从空气中吸入青霉菌或曾用过青霉素污染的注射器等，进入人体的青霉素降解产物便会与组织细胞结合使人致敏。当已致敏的机体再次接触青霉素时就会产生极快的过敏反应，易导致血压下降、休克或死亡。图片中的女士产生了休克反应就是这个原理。对于青霉素过敏性休克，注射肾上腺素是抢救病人的首选办法，该药能快速升高血压，改善支气管痉挛。为预防出现青霉素过敏，在注射前必须进行皮肤试验。

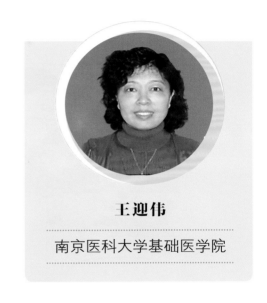

王迎伟

南京医科大学基础医学院

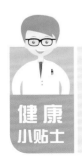

健康
小贴士

打青霉素之前一定要做皮肤试验。皮试阳性的人千万勿打！必须换药，否则将有生命危险！

16 为什么生活水平提高了儿童哮喘的发病率却增高了

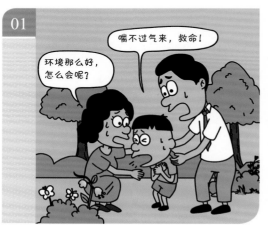

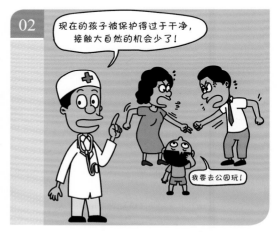

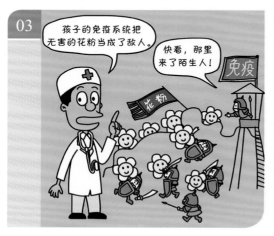

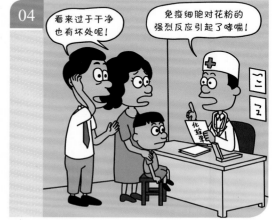

专家解读 🔍

现代社会公共卫生水平的提高显著减少了儿童早期暴露于各种微生物的机会。然而，并不是所有的微生物都会致病，一些微生物反复少量接触人体不但不致病，反而对维持免疫平衡有利。儿童免疫系统成熟过程中如果未曾接触过某种抗原，成熟后再接触时就会当作陌生人发生强烈反应。在过于清洁的环境中，本身无害的花粉等过敏原刺激可导致病理性 Th2 细胞应答占优势，而与之对抗的 Th1 细胞应答没有得到适当活化，促进了过敏性疾病的发生。

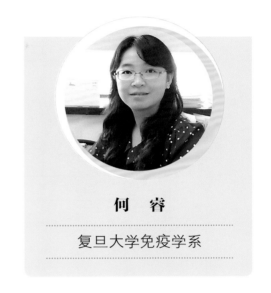

何 睿

复旦大学免疫学系

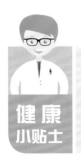

健康小贴士

生活中避免过分清洁，比如过度使用消毒用品和滥用抗生素，以免破坏体内共生菌。有规律地进行户外活动，增加接触非致病微生物的机会。也建议怀孕妇女多接触大自然，让胎儿能早接触并认识外界易于引起过敏的抗原。

有过敏体质的人（孩子）如何预防意外

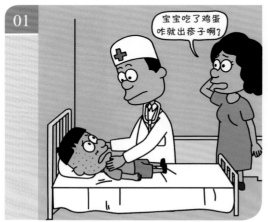

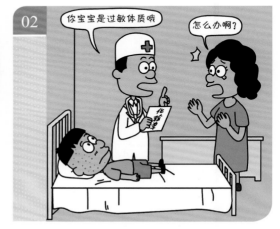

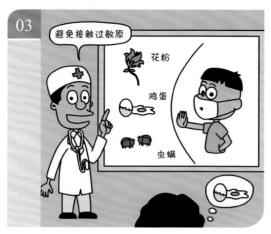

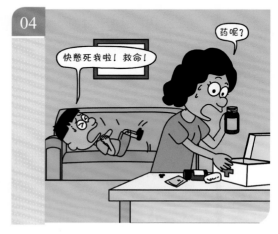

专家解读 🔍

过敏反应是指人体对于某种或某些环境中的致敏原所产生的异常免疫反应，多发于与外界直接接触的皮肤、黏膜、呼吸道以及胃肠道等组织器官，严重时可能导致过敏性休克、危及生命。容易对一类或多种致敏原产生过敏反应的人常被形容为具过敏体质。过敏体质可能与个体的遗传背景以及成长、生活、工作的环境有关，但并不代表免疫系统的强弱。

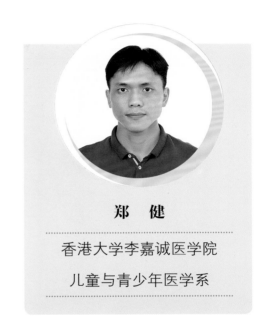

郑 健

香港大学李嘉诚医学院
儿童与青少年医学系

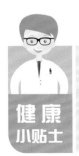

健康小贴士

防治过敏反应最根本的是确定并尽量避免接触诱发反应的过敏原，如果身边的亲友，特别是孩子属于过敏体质，应该特别留意周边环境中的粉尘、花草，以及饮食与护肤用品等的使用。对于曾发生严重过敏反应的患者，还需常备急救药品。此外，天气的冷热变化，精神紧张或情绪起伏也可能诱导或加重过敏反应的症状，应当注意避免类似刺激。

18 为什么人体对移植的器官会发生免疫反应

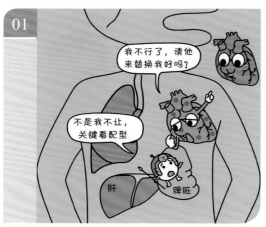

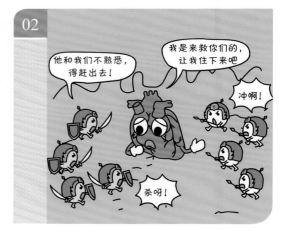

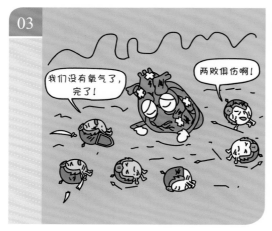

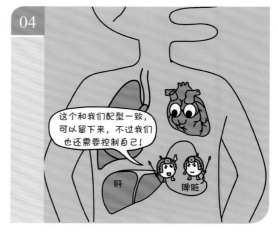

专家解读

免疫系统拥有能够高效区分"自身"和"非自身"组织或细胞的能力，当异体的组织器官或细胞作为移植物移植到受者体内后，受者的免疫细胞就能够及时发现外来的移植物，从而发起针对移植物的排斥反应，即移植排斥反应。这种反应是影响移植物能否存活和存活时间长短的最主要因素。因此，亲缘关系越近的移植物在受者体内存活率越高，存活时间也越长。为了提高移植物在受者体内存活的成功率，可以同时使用预防移植排斥反应的一些药物。

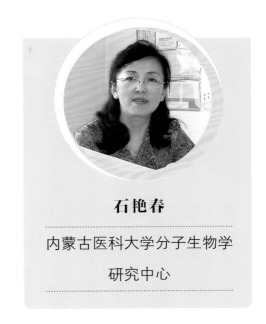

石艳春

内蒙古医科大学分子生物学
研究中心

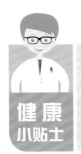

健康
小贴士

需要进行移植术的患者首先要进行供体和受体间的组织配型，而且供体首选自体、同卵双胞胎、父母与子女等亲缘关系最近，移植物存活率高和生存期更长。组织、器官或细胞移植可以挽救很多人的生命，大力提倡组织器官捐献。

19 儿童为什么要接种疫苗

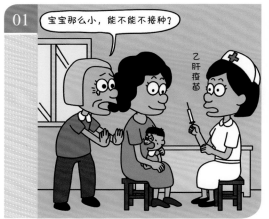

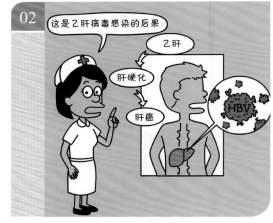

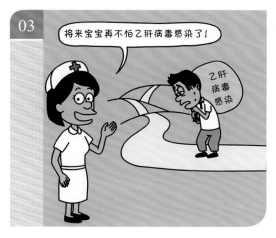

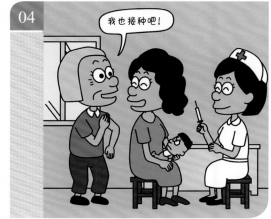

专家解读 🔍 ·

当细菌或病毒等病原体侵入人体时，机体就会产生一种抵抗该病原体的物质，称为特异性抗体。当相应的病原体再次侵入体内，这种特异性抗体就能保护机体不受这些病原体的伤害。接种疫苗就是人为地将经过处理的少量细菌、病毒及其代谢产物，接种给人体，使机体产生特异性抗体或细胞免疫应答，从而产生针对该种病原体的抵抗能力。

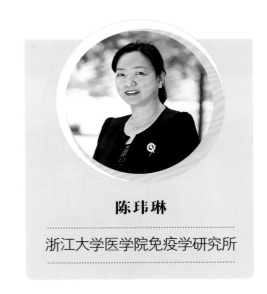

陈玮琳

浙江大学医学院免疫学研究所

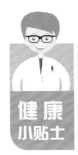

健康
小贴士

接种疫苗可预防疾病。我国实行有计划的预防接种制度，对适龄儿童和人群免费接种 12 种疫苗，达到预防乙肝等 15 种传染病的目的。

20 计划免疫之外的疫苗是否需要接种

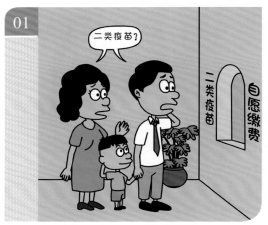

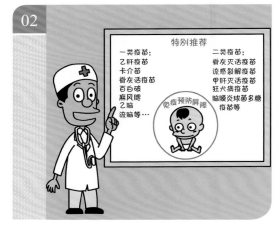

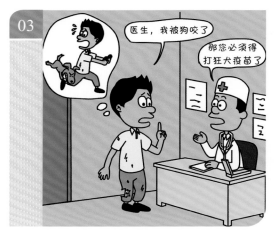

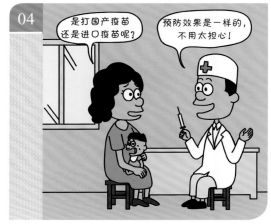

专家解读

我国要求儿童必须接种卡介苗、脊髓灰质炎疫苗、百白破三联疫苗、麻疹疫苗和乙肝疫苗等一类疫苗，以预防结核病、脊髓灰质炎、百日咳、白喉、破伤风、麻疹和乙型肝炎等多种传染病，该工作又称为计划免疫。而第二类疫苗如狂犬疫苗和流感疫苗等，是针对特殊病原微生物的流行状况，根据自身的需求和条件，自愿自费选择接种。目前国产疫苗免疫效果较好，可以满足大众需求。

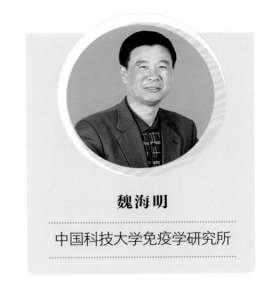

魏海明

中国科技大学免疫学研究所

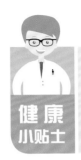

健康小贴士

按需选择接种合适的第二类疫苗，有利于正常机体铸造更强大的免疫屏障，从而有效预防流感等疾病，保障人体健康。

21 儿童接种疫苗的不良反应一定是疫苗引起的吗

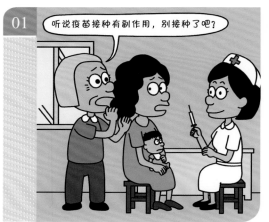

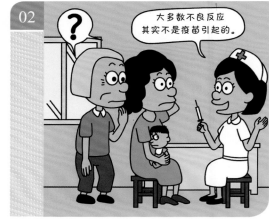

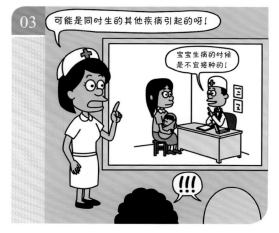

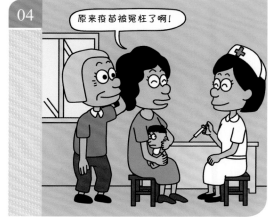

专家解读

孩子在接种疫苗后，多数没有或有很轻的反应，一般不需要治疗，1～2天后都会消失。极少数孩子接种疫苗后出现皮疹、颜面部水肿甚至过敏性休克等变态反应，这类反应往往与疫苗的纯度和孩子的体质密切相关。而接种疫苗后偶合及诱发其他疾病，则纯属巧合，把这种情况与接种反应混为一谈，是不对的。

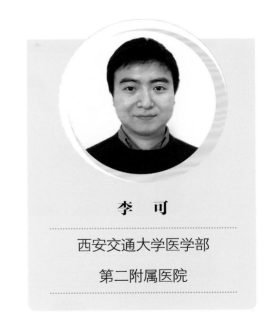

李 可

西安交通大学医学部
第二附属医院

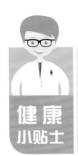

健康小贴士

我们应该选择正规的医疗机构，在孩子身体健康的状态下，严格按照疫苗接种要求进行接种，规避不良反应的发生，确保孩子健康成长。

22 孕妇是乙肝病毒携带者会不会传给自己的孩子

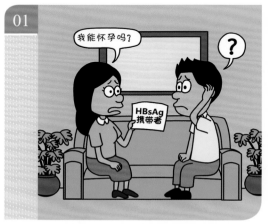

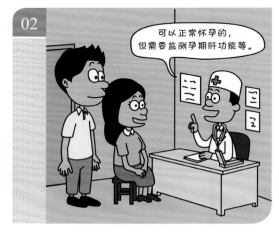

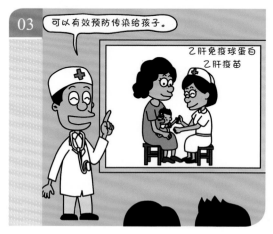

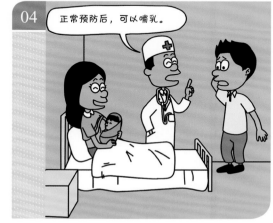

专家解读

育龄女性乙肝病毒携带者可以正常生育，但要在孕期监测肝功能和血清乙肝病毒载量并咨询专科医生给予指导。 为预防乙肝病毒的围产期感染，新生儿需要主动、被动联合免疫，采用乙肝疫苗联用乙肝免疫球蛋白联合免疫。乙肝疫苗免疫预防接种分别在新生儿出生后 24 小时、1 个月、6 个月时注射乙肝疫苗，并在其出生 12 小时内注射高效免疫球蛋白，保护效果达 80%～95%。新生儿经过正规预防后，可以哺乳。

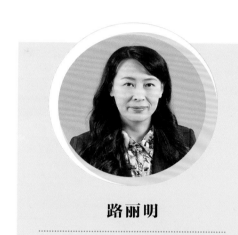

路丽明

上海交通大学医学院

上海市免疫学研究所

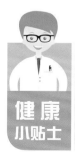

健康
小贴士

携带乙肝病毒的母亲最好不要亲吻新生儿，平时要分开用食具、毛巾等物品。接触新生儿前、饭前、便后应严格洗手，喂奶前清洁奶头，切不可口对口喂食。

接触乙肝患者会被传染吗

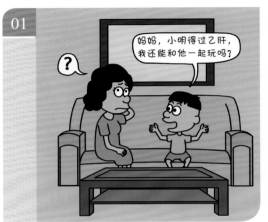

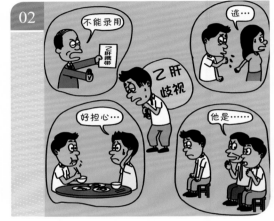

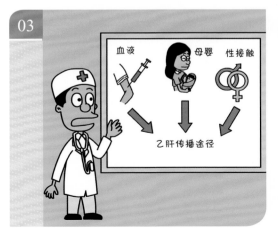

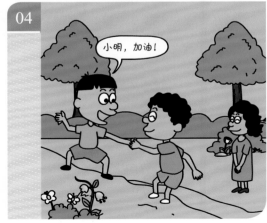

专家解读 🔍

乙肝病毒主要通过性、输血、母婴传播。因此，在日常生活中，一起工作、学习、居住、乘坐交通工具、公用桌椅、共同接触物品等正常接触乃至蚊虫叮咬等不会传播乙肝病毒。乙肝病毒的耐受力较强，但是在 65℃ 10 小时、100℃ 10 分钟或高压蒸汽均可将其杀死。

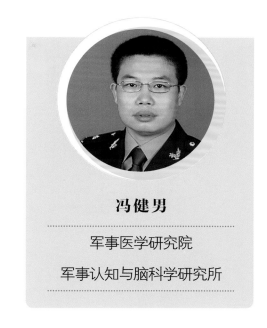

冯健男

军事医学研究院

军事认知与脑科学研究所

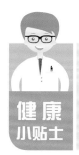

健康小贴士

保持勤洗手、注意清洁等良好的个人卫生习惯。对于乙肝病毒携带者的家庭，建议餐饮及洗漱用具尽量单独使用。

24 为什么乙肝疫苗对有些人没有保护作用

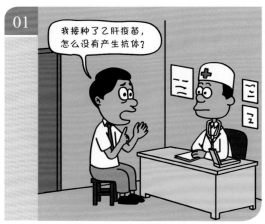

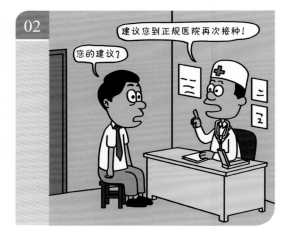

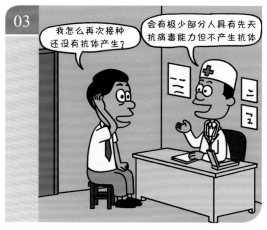

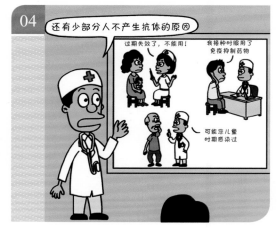

专家解读

正常人群中约有少部分的人接种乙肝疫苗后不产生保护性抗体，原因：①疫苗在存储、运输时，所处的温度异常致疫苗失活；②患有某些疾病或使用免疫抑制药物，其接种疫苗也不易产生抗体；③有部分人可能在儿童期感染少量乙肝病毒，后来病毒虽被清除，但身体已对乙肝病毒产生免疫耐受；④还有个别人具有先天的非特异性清除乙肝病毒能力，此类人群接种疫苗也不产生抗体，但终生不感染乙肝病毒。

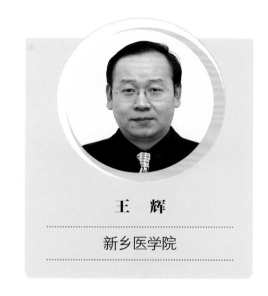

王　辉

新乡医学院

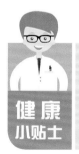

健康
小贴士

选择在疫苗质量有保证的医院或防疫部门进行乙肝疫苗接种。

25 为何母乳喂养好处多

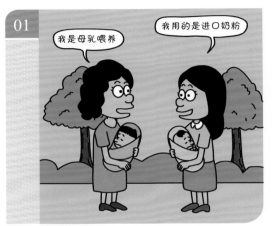

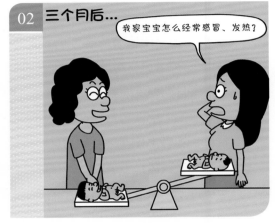

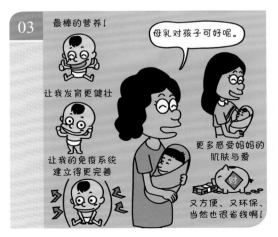

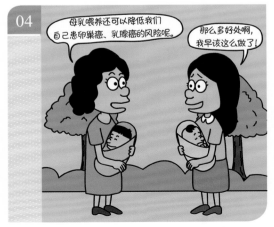

专家解读

母乳含有大量的免疫活性成分和0~6个月龄宝宝生长发育所需的营养物质，比例搭配适宜，易于消化吸收，且直接哺喂，方便经济，还能增进母子感情，使宝宝身心更健康。母乳喂养则有利于妈妈子宫的恢复，同时能抑制排卵，是天然的避孕方法；此外，母乳喂养还可以降低妈妈患卵巢癌、乳腺癌的风险，保护妈妈健康。

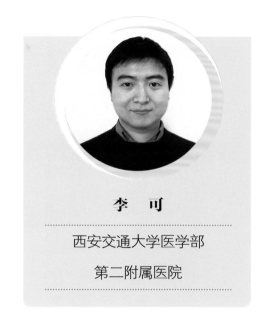

李 可

西安交通大学医学部

第二附属医院

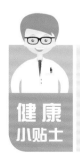

健康小贴士

提倡母乳喂养至少应该到6个月，如果条件允许，可适当延长哺乳时间；而且，哺乳期的母亲需要加强营养，以保证乳汁的质量。

26 可以随便使用激素消炎吗

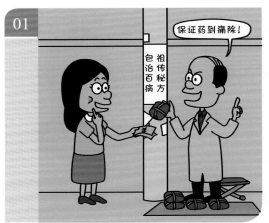

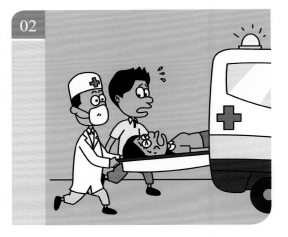

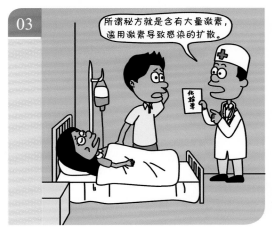

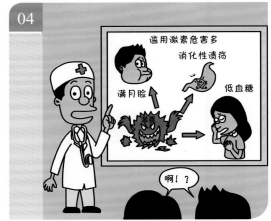

专家解读

通常所说的激素是指医学上的糖皮质激素，俗称激素，与专业人员所说的激素概念不同。正规的激素使用，可以消除身体炎症，体温不再上升，恢复自然平衡。值得注意的是，由于激素只有消炎、抗炎作用，但是并不抗菌，所以，对于感染性炎症，要配合使用足量的抗菌药物，才能完全控制病情。

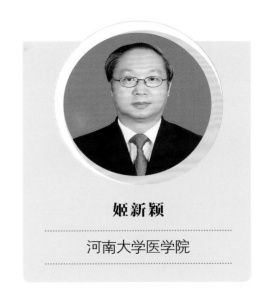

姬新颖

河南大学医学院

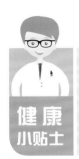

健康小贴士

激素主要是通过抑制机体免疫力而发挥其抗炎作用的，所以，长期无端滥用，会打破身体平衡，体内免疫被掏空，缺乏保护"官兵"，感染随之行动，如同大军压境，城内没有救兵。所以激素的使用切不可长期、随意，要在医生指导下进行，必要时应配合使用抗生素类药物。

捐献骨髓（血液）对自己有害吗

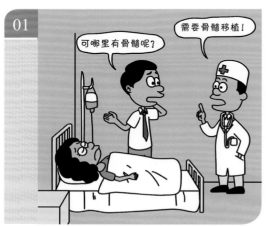

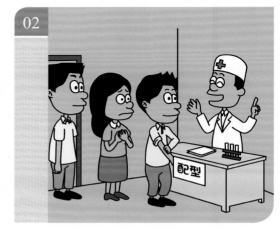

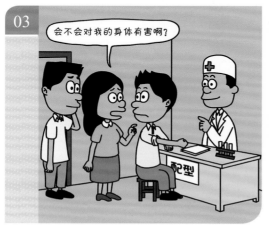

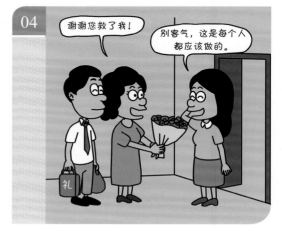

专家解读

骨髓（血液）捐献，实质上是造血干细胞捐献。骨髓捐献是开展造血干细胞移植的前提条件。造血干细胞移植是目前治疗白血病、淋巴瘤和骨髓瘤等血液肿瘤的一种有效手段。在正常情况下，人体各种细胞每天都在不断新陈代谢。捐献造血干细胞后，可刺激骨髓加速造血，通常在 2 周内，血液中的各种成分即可恢复到原有水平。因此，除了采集过程有轻微的疼痛感和不适之外，捐献骨髓不会影响捐献者的身体健康。

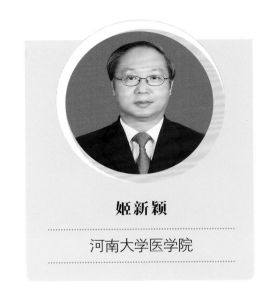

姬新颖

河南大学医学院

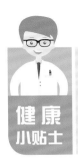

骨髓捐献是一种值得提倡的社会公益行为，能挽救别人的生命，对自己却没有伤害，因此，不应有任何顾虑。

28 卒中也与免疫有关吗

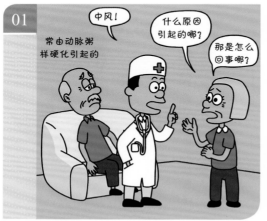

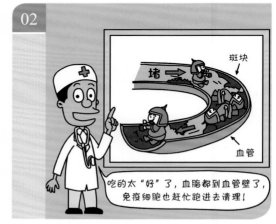

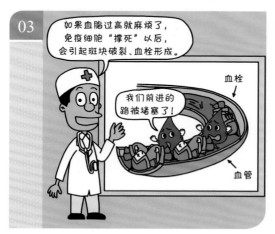

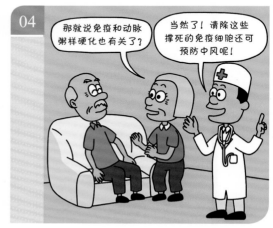

专家解读

脑卒中俗称脑中风，是突发性脑缺血性或脑出血性引起的脑功能障碍性疾病，严重危及生命。脑中风发生的重要原因之一是脑血管的动脉粥样硬化，后者多因长期高血脂导致。高血脂会导致血管内皮细胞的损伤并由此进入血管壁，血液中的免疫细胞也随之进入血管壁，去吞噬和清理脂质，保护血管免受进一步损伤。然而，过多脂质会把免疫细胞"撑死"进而诱发炎症，死亡的免疫细胞和过多脂质在血管壁的堆积就形成"粥样"斑块，斑块破裂诱发出血和血栓形成，就会触发脑中风。所以说脑中风与免疫也有关。

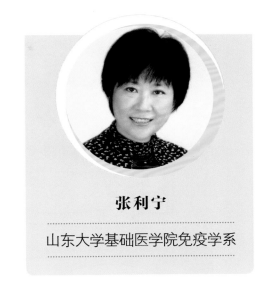

张利宁

山东大学基础医学院免疫学系

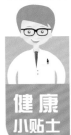

健康小贴士

吃七八成饱有益于健康；饮食均衡、多样化；选择适合自己的运动方式和运动量；平和的心态是免疫的朋友、疾病的敌人。

29 为什么说免疫学与人类的生活息息相关

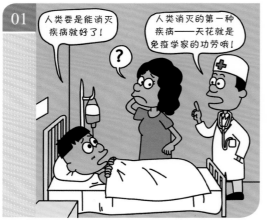

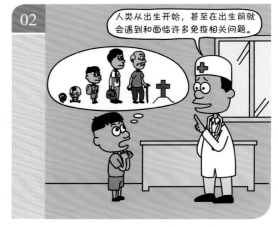

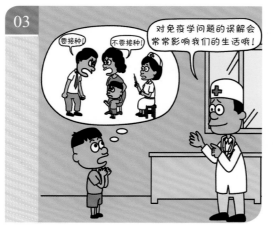

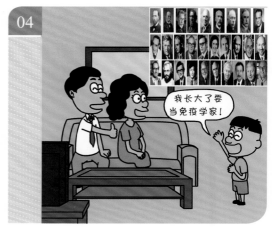

专家解读

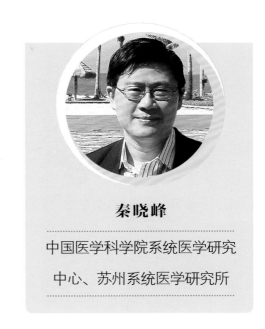

人生这一辈子，从生命的孕育开始到最终逝去的全过程乃至日常生活中的很多事情都与免疫学密切相关。精妙的免疫调节功能使母亲的免疫系统一般不会排斥胎儿；出生后接种的疫苗可以保护您免受多种感染性疾病的伤害；人生中遇到的几乎所有的疾病都和免疫有直接或间接的关系；随着衰老，免疫功能下降或紊乱也是多种疾病发生的原因。根据免疫学机制治疗疾病更是人类战胜多种疾病的希望所在。

秦晓峰

中国医学科学院系统医学研究中心、苏州系统医学研究所

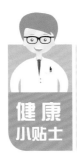

健康小贴士

普及免疫学教育，了解、掌握正确的免疫学知识，将其应用到日常生活当中有利于个人及大众身体健康喔！希望有更多的小朋友长大后投入到免疫学研究中来，为消灭疾病、控制疾病作贡献！

为什么说没有了免疫学人类健康事业会倒退一百年

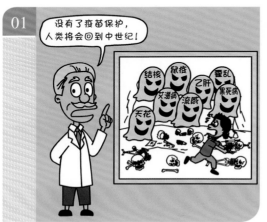

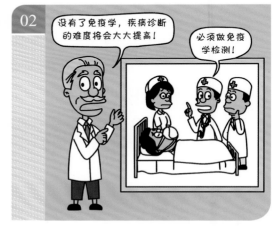

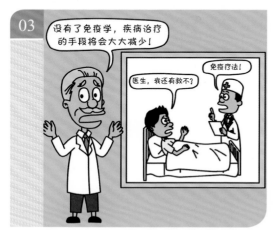

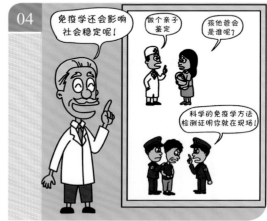

专家解读

免疫学对人类健康事业的贡献极大。疫苗可谓是人类健康的保护神，通过疫苗的接种，人类远离了很多在历史上曾造成巨大灾难的瘟疫的侵害，甚至消灭了"天花"这样的烈性传染病，小儿麻痹、乙肝等的消灭也很有希望。免疫学技术为很多疾病的诊断包括早期诊断提供了关键工具和技术，为这些疾病的早期治疗和正确治疗提供了保障。免疫疗法也将是未来疾病治疗的希望。

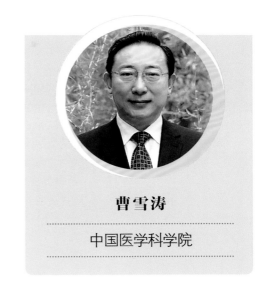

曹雪涛

中国医学科学院

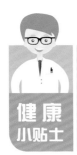

健康小贴士

传播免疫学知识，建立健康的生活方式，不仅有助于我们每个人的健康，也有助于我们这个社会健康事业的发展乃至社会的稳定。

图书在版编目（CIP）数据

人体健康与免疫科普丛书.常见问题篇/曹雪涛主编.—北京：人民卫生出版社，2017

ISBN 978-7-117-25784-8

Ⅰ.①人… Ⅱ.①曹… Ⅲ.①免疫学 – 普及读物

Ⅳ.①R392-49

中国版本图书馆 CIP 数据核字（2017）第 316385 号

| 人卫智网 | www.ipmph.com | 医学教育、学术、考试、健康，购书智慧智能综合服务平台 |
| 人卫官网 | www.pmph.com | 人卫官方资讯发布平台 |

人体健康与免疫科普丛书——常见问题篇

主　　编：曹雪涛
出版发行：人民卫生出版社（中继线 010-59780011）
地　　址：北京市朝阳区潘家园南里 19 号
邮　　编：100021
E - mail：pmph @ pmph.com
购书热线：010-59787592　010-59787584　010-65264830
印　　刷：北京顶佳世纪印刷有限公司
经　　销：新华书店
开　　本：889 × 1194　1/24　印张：3
字　　数：48 千字
版　　次：2018 年 1 月第 1 版　2018 年 1 月第 1 版第 1 次印刷
标准书号：ISBN 978-7-117-25784-8/R·25785
定　　价：30.00 元
打击盗版举报电话：010-59787491　E-mail：WQ @ pmph.com
（凡属印装质量问题请与本社市场营销中心联系退换）